Romana Jurkowitsch

Lösungsorientierte Beratung in der Gesundheits- und Krankenpflege

Bachelor + Master
Publishing

Jurkowitsch, Romana: Lösungsorientierte Beratung in der Gesundheits- und Krankenpflege, Hamburg, Bachelor + Master Publishing 2013
Originaltitel der Abschlussarbeit: Lösungsorientierte Beratung in der Gesundheits- und Krankenpflege

Buch-ISBN: 978-3-95549-319-6
PDF-eBook-ISBN: 978-3-95549-819-1
Druck/Herstellung: Bachelor + Master Publishing, Hamburg, 2013
Zugl. IMC · International Management Center GmbH, Krems, Österreich, Bachelorarbeit, 2013

Bibliografische Information der Deutschen Nationalbibliothek:
Die Deutsche Nationalbibliothek verzeichnet diese Publikation in der Deutschen Nationalbibliografie; detaillierte bibliografische Daten sind im Internet über http://dnb.d-nb.de abrufbar.

© Bachelor + Master Publishing, Imprint der Diplomica Verlag GmbH
Hermannstal 119k, 22119 Hamburg
http://www.diplomica-verlag.de, Hamburg 2013
Printed in Germany

Zusammenfassung

Beratung in der Gesundheits- und Krankenpflege stellt eine wichtige Tätigkeit von diplomierten Gesundheits- und Krankenpflegepersonen dar. Beratung soll Klientinnen und Klienten eine Unterstützung bei ihrer Ressourcenaktivierung geben. Die Verfasserin dieser Arbeit führt im Zuge ihrer beruflichen Tätigkeit als diplomierte Gesundheits- und Krankenschwester regelmäßig Beratungen durch. Bei diesen Beratungen kam sie zu ersten Erfahrungen mit der lösungsorientierten Beratung und erzielte damit durchwegs gute Erfolge bei Klientinnen und Klienten bezüglich ihrer Problemlösekompetenzen. Ziel dieser Arbeit ist es, Unterschiede zwischen dem lösungsorientierten Beratungsansatz im Vergleich zu problemorientierten Beratungsansätzen bezüglich der Auswirkungen auf die Problemlösekompetenzen herauszuarbeiten. Ein weiteres Ziel dieser Arbeit ist, zu ergründen, ob der lösungsorientierte Beratungsansatz für die Beratung in der Gesundheits- und Krankenpflege geeignet ist. Als Methode zur Klärung der angeführten Forschungsfrage wurde ein hermeneutischer literaturbasierter Zugang gewählt. Die Ergebnisse zeigen auf, dass sich die lösungsorientierte Beratung auf die Problemlösekompetenz der Klientinnen und Klienten positiv auswirkt. In der Gesundheits- und Krankenpflege kann dieser Ansatz empfohlen werden, allerdings wird die Durchführung von Forschung auf diesem Gebiet dringend empfohlen.

Abstract

Counseling is an important job of qualified nursing staff and should support clients activating resources. The author of this work is regularly consulting while her work as a professional nurse. During her work good results are achieved with the solution focused counseling model. This work is about defining the differences between the effects of the solution focused and the problem focused counseling model. In addition, this work trying to answer, if the solution focused model is feasibly in the nursing consulting. As a method for the clarification of the cited question an entrance literature based more hermeneutically was chosen.

The results show that the solution focused counseling model has a positive effect on the problem solving competence of the clients. In nursing this approach can be recommended. However, the execution of further researches in this area is strictly recommended.

Inhaltsverzeichnis

1 Einleitung

In der vorzulegenden Arbeit befasst sich die Verfasserin mit dem Thema Beratung in der Gesundheits- und Krankenpflege, im Speziellen mit der lösungsorientierten Beratung. Eingangs wird dargestellt, warum sie sich für dieses Thema entschieden hat.

Im Zuge ihrer beruflichen Tätigkeit als diplomierte Gesundheits- und Krankenschwester führt die Verfasserin dieser Arbeit regelmäßig Schulungen und Beratungen durch, die sich an Menschen mit Diabetes mellitus richten. Bei den Schulungen werden den Klientinnen und Klienten Maßnahmen zur Prävention des Diabetischen Fußsyndroms vermittelt. Bei schon bestehenden Läsionen an den Füßen der Klientinnen und Klienten beziehen sich die Inhalte der Schulungen auf die Wundtherapie und wichtige Verhaltensmaßnahmen, um ein Abheilen dieser zu erreichen. Häufig gehen die Schulungen in Beratungen über, nämlich dann, wenn von Seiten der Klientinnen und Klienten Probleme bei der Umsetzung der empfohlenen Maßnahmen auftreten. Bei der Durchführung dieser Beratungen wurde in der Vergangenheit vorwiegend ein problemorientierter Zugang gewählt. Dabei war auffallend, dass viele Klientinnen und Klienten stark auf das Problem fokussiert waren und sich ihr Blick weniger auf Lösungen richtete.

In dem Studienfach *Methodik der Beratung, Anleitung und Schulung*, wurde die lösungsorientierte Beratung vorgestellt. Zu ersten Erfahrungen mit diesem Ansatz gelangte die Verfasserin im Zuge ihrer Beratungtätigkeit. Es konnten dabei erste Erkenntnisse bei der Umsetzung der lösungsorientierten Beratung gewonnen werden. Es war deutlich erkennbar, dass anhand der eingehaltenen Phasen des lösungsorientierten Beratungsphasenmodells, die Klientinnen und Klienten ihre Lösungen selbst erarbeiteten und nur von der Verfasserin in ihrer beratenden Funktion dabei unterstützt wurden.

Aufgrund dieser Erfahrung stellte sich der Verfasserin die Frage, welche Auswirkungen die lösungsorientierte Beratung im Vergleich zu problemorientierten Beratungsansätzen auf die Problemlösekompetenz der Klientinnen und Klienten hat und auch, ob der lösungsorientierte Beratungsansatz für die Beratung in der Gesundheits- und Krankenpflege geeignet ist.

1.1 Zielsetzung und Fragestellung

Die Zielsetzung der Verfasserin dieser Arbeit ist eine Auseinandersetzung mit dem Thema Beratung in der Gesundheits- und Krankenpflege. Im Rahmen der Arbeit wird die Methode der Beratung vorgestellt. Im Speziellen soll dabei auf den lösungsorientierten Beratungsansatz eingegangen werden. Im Weiteren möchte die Verfasserin Unterschiede zwischen einer lösungsorientierten Beratung und problemorientierten Beratungsansätzen bezüglich der Auswirkungen auf die Problemlösekompetenzen von Klientinnen und Klienten darlegen. Ebenso möchte die Verfasserin herausfinden, ob der lösungsorientierte Beratungsansatz für die Beratung in der Gesundheits- und Krankenpflege geeignet ist.

Die Forschungsfragen lauten:

- Welche positiven oder negativen Auswirkungen auf die Problemlösekompetenzen der Klientinnen und Klienten hat der lösungsorientierte Beratungsansatz im Vergleich zu problemorientierten Beratungsansätzen?
- Ist der lösungsorientierte Beratungsansatz für die Beratung in der Gesundheits- und Krankenpflege geeignet?

1.2 Wissenschaftliche Methode

Als Methode zur Klärung der angeführten Forschungsfragen wurde ein hermeneutischer literaturbasierter Zugang gewählt.
Hermeneutik ist die Lehre vom Verstehen beziehungsweise (bzw.) die Kunst der Auslegung oder der Interpretation. Diese verstehende Auseinandersetzung mit

subjektiven Lebensäußerungen von Menschen unterscheidet sich zu den analytischen Methoden, die nicht zu verstehen, sondern zu erklären versuchen (Bartholomeyczik, Linhart, Mayer, & Mayer, 2008, S. 42). Die Literaturrecherche erfolgte in pflegewissenschaftlichen, in pädagogischen und in psychosozialen Fachbüchern und Fachjournals, sowie in Online-Datenbanken. Dabei hielt sich die Verfasserin an die Empfehlungen von Behrens und Langer (2010, S. 129-154). Bei der Recherche wurden folgende Suchbegriffe verwendet: Beratung, professionelle Beratung, Beratungsansätze, Beratungsprozess, Beratung in der Gesundheits- und Krankenpflege, lösungsorientierte Beratung, problemorientierte Beratung, Problemfokus, Problemtrance, Fragetechniken und –methoden in der Beratung.

Im Anschluss an die Literaturrecherche wurde das erhobene Material gesichtet und bearbeitet. Die Ergebnisse daraus, werden in der vorliegenden Arbeit präsentiert.

2 Beratung

In folgendem Kapitel werden Definitionen einer allgemeinen und einer professionellen Beratung, sowie die Unterscheidung zwischen Beratung und Therapie dargestellt.

Im Anschluss daran werden die Anlässe und die Ziele einer Beratung und die Anforderungen an Beraterinnen und Berater beschrieben.

2.1 Allgemeines Beratungsverständnis

Beratung ist ein multifunktionaler und schillernder Begriff, der im Alltag vom Verkauf eines Kühlschrankes in einem Kaufhaus bis zur Beratung eines Ehepaares in der Familienberatungsstelle reicht (Koch-Straube, 2008, S. 65). Beratung wird heutzutage in fast allen Lebensbereichen angeboten, dementsprechend vielfältig sind die Anlässe und Ziele (Krause, 2003, S. 28). Alltagsberatungen geschehen eher situativ und ungeplant, sie dienen dem Austausch von Erfahrungen, Ratschlägen und von nützlichen Informationen (Koch-Straube, 2008, S. 68).

Alltagsberatung finden wir nicht nur im privaten Umfeld, sondern auch im Verhaltensrepertoire der Angehörigen aller sozialen und pädagogischen Berufe wie zum Beispiel (z. B.) Lehrerinnen und Lehrer, Erzieherinnen und Erzieher, Ärztinnen und Ärzten sowie auch im Bereich der professionell Pflegenden. Sie vermittelt Anteilnahme, Trost und Zuwendung. Alltagsberatung birgt allerdings die Gefahr, die Klientinnen und Klienten in einer spezifischen Problematik nicht zu erreichen und das eigene Unvermögen, eine schwierige Situation nicht lösen zu können, zu vertuschen. Alltagsberatung bzw. hilfeorientierte Alltagsgespräche sollten nicht mit einer zielorientierten, methodisch professionell gestalteten Beratung gleichgesetzt werden (Koch-Straube, 2008, S. 69).

2.2 Definitionen einer professionellen Beratung

Abt-Zegelin (2010, S. 21) beschreibt Beratung als einen ergebnisoffenen gemeinsamen Problemlösungsprozess.

Beratung bedeutet, in einen gemeinsamen Findungsprozess einzusteigen, damit für Klientinnen und Klienten eine maßgeschneiderte Lösung gefunden wird (Zegelin, 2012, S. 195). Sie gibt Hilfe bei Problemen der Orientierung und Entscheidung (Krause, 2003, S. 21). In einer Beratung können Verluste und Gewinne reflektiert werden und mögliche Widerstände gegen unvermeidbare oder sinnvolle Veränderungen überwunden werden, indem unvermutete, bisher von den Turbolenzen einer Erkrankung verdeckte Perspektiven offen gelegt werden (Koch-Straube, 2008, S. 84). Beratung ist eine schwierige, aber auch spannende Arbeit des Aushandelns und die Entdeckung der vielfältigen Weisen, das Leben auch mit einer Krankheit oder Behinderung zu gestalten. Sie ist Lernen für beide Seiten (Koch-Straube, 2008, S. 80) und alltäglicher Bestandteil zwischenmenschlicher Interaktionen (Krause, 2003, S. 15). Beratung gilt als eine Kurzzeitintervention, die sich an einzelne Klientinnen und Klienten oder auch an Gruppen richtet (Dewe & Schaeffer, 2012, S. 71). Sie wird immer als ein Prozess verstanden, in dem sich die Problemlösung schrittweise vollzieht (Doll & Hummel-Gaatz, 2007, S. 26). Die wesentlichen Komponenten von Beratung sind eine Beraterin bzw. ein Berater, eine Klientin oder ein Klient und die Interaktion und Kommunikation zwischen beiden (Krause, 2003, S. 23). Beratung in der Gesundheits- und Krankenpflege ist, wie in allen Professionen des Gesundheitsbereiches ein nicht eindeutig geklärter und umrissener Begriff, der häufig uneinheitlich gebraucht wird. Beratung wird im Gesundheitswesen oft mit Informationsvermittlung, Aufklärung oder *kleiner Therapie* einer Klientin bzw. Klient, die ein kleines überschaubares Problem haben, gleichgesetzt. Im pflegerischen Zusammenhang werden unterschiedliche Begriffe benutzt, wie z. B. Pflegeberatung, Beratungspflege, pflegerische Beratung, Patientenberatung, Beratung durch Pflegende oder Beratung in der Pflege (Doll & Hummel-Gaatz, 2007, S. 15).

Doll und Hummel-Gaatz (2007, S. 16) definieren Beratung in der Gesundheits- und Krankenpflege als einen Beziehungsprozess zwischen Pflegepersonen und Klientinnen und Klienten bzw. deren Angehörigen, mit dem Ziel, sie bei einer Krankheits- oder Krisenbewältigung zu unterstützen. Dies geschieht durch Unterstützung beim Bewältigen von Problemen, beim Finden von Entscheidungen, durch fördern, entdecken und erhalten von Ressourcen und der Unterstützung beim Auseinandersetzen mit veränderten Lebensumständen und den daraus resultierenden Emotionen.

2.3 Beratung versus Therapie

Beratung und Therapie haben das Ziel und die Möglichkeit, das Wohlbefinden, die Arbeits- und Liebesfähigkeit von Klientinnen und Klienten zu fördern und wiederherzustellen. Eine Abgrenzung zwischen Beratung und Therapie ist dabei nicht einfach. Beide stellen eine institutionelle Hilfeleistung dar, die zielorientiert und methodengeleitet einen Prozess der Intervention gestaltet. Grenzen bezüglich Klientinnen bzw. Klienten, Zielen und Methoden sind dabei fließend. In einer Beratung geht es um begrenzte Problemsituationen einer gesunden Persönlichkeit, die bei der Überwindung oder Bewältigung von diesen Problemen unterstützt wird. In einer Therapie werden Menschen mit deutlichen Erlebens- und Verhaltensstörungen, die in ihrer Persönlichkeitsstruktur verankert sind, behandelt (Koch-Straube, 2008, S. 68). Beratung ist im Unterschied zu Therapie nicht revidierend und nicht restituierend oder kurativ ausgerichtet. Sie zielt nicht auf Heilung bzw. Wiederherstellung eines bereits vorhanden gewesenen, nun aber gestörten Handlungsvermögens, sondern auf die Erweiterung der gegebenen Handlungsfähigkeiten ab (Dewe & Schaeffer, 2012, S. 79). Obwohl unterschiedliche Beratungsansätze aus therapeutischen Schulen hervorgegangen bzw. dort verankert sind, kann Beratung nicht als Minimalversion einer Therapie angesehen werden, sie stellt keine Ersatzlösung für eine nicht mögliche Therapie dar, sie kann allerdings zu einer Therapie überleiten (Koch-Straube, 2008, S. 72).

2.4 Anlässe einer Beratung

Eine professionelle Beratung setzt ein oder ist erforderlich, wenn die individuelle Kompetenz oder das informelle Hilfenetz für eine Lösung oder eine Bewältigung einer krisenhaften Situation nicht mehr ausreichend oder überfordernd ist (Koch-Straube, 2008, S. 66; Fuhr, 2003a, S. 87).

Beratung kann immer nur eine Hilfe zur Selbsthilfe sein. Jeder Mensch ist zu einer Selbstregulierung und Selbstlenkung fähig. Ist diese Fähigkeit nicht ausgebildet oder verloren gegangen, kann diese durch eine Beratung entwickelt und neu belebt werden (Krause, 2003, S. 24).

2.5 Ziele einer Beratung

Laut Schaeffer (2008, S. 8) zielt Beratung allein auf die von der Klientin bzw. des Klient artikulierten Probleme und deren Lösungen ab. Fittkau (2003a, S. 60) beschreibt als zentrales Ziel einer Beratung eine Hilfe zur Selbsthilfe und Ressourcenaktivierung von sich selbst organisierenden Systemen (Gruppen, Organisationen, Individuen) zur Verbesserung deren Lebens- und Leistungsqualität. Auch Krause (2003, S. 28) nennt als übergeordnetes Ziel einer Beratung die Hilfe zur Selbsthilfe. Dabei werden die notwendigen Lernprozesse von den Beraterinnen bzw. den Beratern ausgelöst und angeleitet. Als Lernziele nennt sie den Erwerb von Fähigkeiten, um das eigene Problem zu bestimmen, erreichbare Ziele zu definieren, reflektierte Entscheidungen zu treffen, Handlungspläne zu entwerfen, Ressourcen zu entdecken und zu nutzen und die selbst eingeleiteten Handlungen auf ihre Effektivität hin überprüfen zu können. Für Ansen (2012, S. 146) ist das Ziel einer Beratung, durch die Vermittlung von Wissen und Einsicht sowie Entscheidungs- und Handlungsgrundlagen die Autonomie der Klientinnen und Klienten zu fördern, die durch akute Probleme zumindest vorübergehend unterbrochen ist.

London (2010, S. 36) nennt als kurzfristige Ziele einer Beratung, den Klientinnen und Klienten eine Hilfe bei sachgerechten und wohlüberlegten Entscheidungen zu geben und sie bei der Entwicklung von lebensnotwendigen Selbsthilfekompetenzen zu unterstützen. Außerdem sollen sie durch die Beratung Probleme erkennen und rechtzeitig darauf reagieren können und natürlich Antworten auf gestellte Fragen bekommen bzw. Hilfe erhalten, um die richtigen Ansprechpartner zu finden. Als langfristige Ziele einer Beratung nennt sie, Klientinnen und Klienten zu einer gesundheitsbewussten Denk- und Handlungsweise zu verhelfen. Dies ist jedoch nur dann möglich, wenn die kurzfristigen Ziele verwirklicht werden.

2.6 Anforderungen an Beraterinnen und Berater

Knelange und Schieron (2000, S. 4) betrachten Beratung als ein professionelles, beruflich ausgeübtes Geschehen, dass von Beraterinnen und Beratern Kompetenzen auf verschiedensten Gebieten (z. B. Methodenvielfalt, Fachwissen, Feldkompetenz) verlangt und somit erlernt werden muss.

Die Beraterin bzw. der Berater muss sich auf die Klientinnen und Klienten einlassen können, quasi *in deren Schuhen zu gehen* (Zegelin, 2012, S. 195). Klientinnen und Klienten kennen selbst ihre Probleme am Besten. Beraterinnen und Berater unterstützen lediglich die Problembewältigung, indem sie ihnen eine Orientierung ermöglichen, bei der Reifung von Entscheidungen helfen, Entwicklungen fördern, Risiken bewusst machen, bei der Kompensation von Verlusten Unterstützung geben und Ressourcen aktivieren (Krause, 2003, S. 24).

Für Zegelin (2012, S. 195) müssen gute Beraterinnen bzw. gute Berater vor allem zuhören, auch das Nicht-Gesagte hören können. Zu schnelle Ratschläge sollen vermieden werden, da diese schnell zu Enttäuschungen führen können, weil es meist nicht darum geht, einen raschen Rat zu bekommen, sondern um das Bemühen, die Situation zu verstehen. Auch für Doll und Hummel-Gaatz (2007, S. 33) ist das Zuhören ein wichtiges Kriterium für eine Beratung.

Dabei ist das Zuhören als keine passive Tätigkeit zu sehen, es signalisiert vielmehr durch (non-) verbale Zeichen Interesse an den Ausführungen der Klientinnen und Klienten. Dies geschieht durch eine offene Körperhaltung, Kopfnicken, Mimik wie Lächeln oder Erstaunen sowie Lautäußerungen. Aus der Sicht der Klientinnen und Klienten besteht die wichtigste Aktivität von Pflegepersonen beim Zuhören darin, da zu sein und sich Zeit zu nehmen. Wichtig in Beratungsgesprächen ist es, sein Gegenüber aussprechen zu lassen, aber auch Pausen und die damit einhergehende Stille zu ertragen (Doll & Hummel-Gaatz, 2007, S. 33).

Zusammenfassend lässt sich an dieser Stelle festhalten, dass Beratung in allen Disziplinen immer als ein gemeinsamer Problemlösungsprozess definiert wird. Beratung soll Unterstützung bei der Ressourcenaktivierung der Klientinnen und Klienten geben und erfordert dabei von Beraterinnen und Beratern dafür notwendige Kompetenzen. Professionelle Beratung gestaltet sich immer als ein Prozess, gilt als eine Kurzzeitintervention und darf nicht mit einer Alltagsberatung oder Therapie gleichgesetzt werden.

3 Beratungsansätze

Im folgenden Teil der vorliegenden Arbeit soll ein allgemeiner Einblick in wichtige Theorietraditionen von Beratung gegeben werden.

3.1 Der humanistische Beratungsansatz

Humanistische Beratungsansätze basieren auf der wissenschaftstheoretischen Basis der humanistischen Psychologie (Doll & Hummel-Gaatz, 2007, S. 19). Sie gehen davon aus, dass der Mensch als Einheit von Körper-Seele-Geist, eingebunden in ein größeres Ganzes, zu betrachten ist (Fuhr, 2003b, S. 104). Das zugrunde liegende Menschenbild geht dabei von einem entscheidungs- und entwicklungsfähigen Menschen aus. Bei der Beratung geht es darum, in einer vertrauensvollen, gleichberechtigten Beziehung durch Krisen entstandene Blockaden zu lösen und Selbstheilungskräfte des Individuums freizusetzen. Im humanistischen Beratungsansatz geht es um die Wertschätzung und Akzeptanz des selbstbestimmten Seins und Werdens. Vordergründig stehen die Annahme von Hilflosigkeit, Betroffenheit und die Auseinandersetzung mit den eigenen Leiderfahrungen und dem (unheilbar) Kranksein. Der Fokus des humanistischen Ansatzes liegt in der Hilfe zur Selbsthilfe bzw. der Unterstützung bei der Selbstbefähigung der Klientin bzw. des Klient zur eigenständigen Problemlösung. Ressourcen der Klientin bzw. des Klient werden in die Beratung miteinbezogen (Doll & Hummel-Gaatz, 2007, S. 19). Das Erfolgskriterium der humanistischen Beratung ist in erster Linie nicht ein messbar verändertes Verhalten und ein erfolgreiches lösen spezieller Probleme. Es geht vielmehr um die Erhöhung der Bewusstheit der Klientin bzw. des Klient, der Kreativität und Nutzung ihrer Potentiale und Ressourcen sowie um das Erkennen von Handlungsalternativen für Problemsituationen (Fuhr, 2003b, S. 116). Das wohl bekannteste und verbreitetste Verfahren dieses Ansatzes ist die klientenzentrierte Gesprächsführung bzw. die nicht – direktive Beratung nach Carl Rogers (Koch-Straube, 2008, S. 105).

Im humanistischen Beratungsansatz ist der Aufbau einer symmetrischen Beziehung zwischen Beraterin bzw. Berater und Klientin bzw. Klient von großer Bedeutung. Die Beraterin bzw. der Berater nutzt non – direktive Techniken wie aktives Zuhören, Spiegeln und Verbalisieren emotionaler Erlebnisinhalte. Damit werden bei der Klientin bzw. dem Klient die Reflexion des eigenen Handelns und der eigenen Gefühle gefördert. Die Beratungsmethoden sollen die Klientin bzw. den Klient dabei unterstützen, eigene Gedanken, Gefühle und Empfindungen zu äußern. Diese Art der Beratung wird als ergebnisoffene Beratung in Abgrenzung zu einer fachlich informativen Beratung im verhaltensorientierten Ansatz bezeichnet (Doll & Hummel-Gaatz, 2007, S. 31).

3.2 Der verhaltensorientierte Beratungsansatz

Vermittlungs- und verhaltensorientierte Ansätze beziehen sich auf die psychologischen Lerntheorien und der daraus entwickelten Verhaltenstherapie. In dem behavioristischen Wissenschaftsparadigma liegt der Fokus auf dem beobachtbaren und objektiv beschreibaren Verhalten, welches erlernt bzw. verlernt werden kann. Haltungen, Emotionen, Lebenswelt- oder Biographiebezüge stehen dabei eher am Rande des Blickwinkels. Ziel dieses Ansatzes ist es, durch Erlernen von Verhaltensänderungen das bestehende Problem der Klientinnen und Klienten zu lösen. Das übergeordnete Ziel der Beraterin bzw. des Beraters ist es, bei der Klientin bzw. dem Klient eine gesundheitsbewusste Denk- und Handlungsweise zu erreichen, die von der Änderung des Lebensstils über den Aufbau neuer Handlungsroutinen bis hin zur Aufgabe angelernter Gewohnheiten reichen. Die Vertreter dieser Theorietradition gehen davon aus, dass informierende, schulende und beratende Aspekte schwer voneinander zu trennen sind, vielmehr sind sie der Meinung, dass diese ineinander greifen (Doll & Hummel-Gaatz, 2007, S. 18).

In der fachlich informativen Beratung des verhaltensorientierten Ansatzes geben Beraterinnen bzw. Berater mit ihrem Expertenwissen direktiv und vorausschauend Informationen weiter (Doll & Hummel-Gaatz, 2007, S. 31). Sie zeigen Optionen und Alternativen auf und instruieren die Klientin bzw. den Klient. Im Weiteren leiten sie Selbstkontrolltechniken und Wahrnehmungsübungen an, um dadurch eine Verhaltensmodifikation oder eine kognitive Umstrukturierung zu bewirken (Doll & Hummel-Gaatz, 2007, S. 32).

3.3 Der systemische Beratungsansatz

Systemische Beratung heißt das Ganze zu betrachten und im Blick zu behalten, also nicht nur ein Problem als solches, sondern dessen Bedeutung im jeweiligen Lebenskontext der Klientin bzw. des Klient. Ebenso nicht nur die Klientin bzw. den Klient als solche, sondern deren Einbindung in ihre soziale Umwelt und den dort gegebenen kommunikativen Wechselbeziehungen und schließlich auch nicht nur diese Lebenswelt als solche, sondern diese im Zusammenhang mit Sinnbezügen, die über das Hier und Jetzt hinausgreifen und dabei das Bewusstsein ermöglichen, Teil eines größeren Ganzen zu sein (Bamberger, 2010, S. 14). Im systemischen Beratungsansatz werden die Biographie und die Lebenswelt der Klientinnen, Klienten und dessen Angehörigen miteinbezogen. Im Fokus stehen nicht nur eine Neuorientierung der Klientinnen und Klienten selbst, sondern die Veränderung im Alltag des ganzen familiären Umfeldes (Doll & Hummel-Gaatz, 2007, S. 21). Die systemische Beratung zielt in erster Linie nicht auf die Persönlichkeitsentwicklung der Klientinnen und Klienten ab, sondern auf konkrete Lösungen für das gesamte System. Dabei wird weniger auf Defizite und Ursachen eingegangen, vielmehr unterstützt die Beraterin bzw. der Berater das System dabei, wieder Optionen und Handlungsmöglichkeiten zu erkennen (Doll & Hummel-Gaatz, 2007, S. 22). Systemische Beratung beschäftigt sich mit sehr unterschiedlichen Problemen wie z. B. akuten oder chronischen Symptomen im Gesundheitswesen oder Eheproblemen und Generationenzwist in der Familienberatung (Schlippe & Schweitzer, 2012, S. 160).

Generell kann sie als ein Versuch angesehen werden, von einem Problemzustand zu einem Nicht-Problemzustand, also zu einer Lösung zu kommen (Schlippe & Schweitzer, 2012, S. 160). Im systemtheoretischen Ansatz werden anhand lösungsorientierter Fragetechniken, zirkulärem Fragen oder Reframing – Übungen versucht, eine Klärung und Deutung der Systembeziehung zu erreichen. Dabei liegt der Fokus nicht darauf, Probleme zu analysieren und die Vergangenheit zu rekonstruieren, sondern Lösungsmöglichkeiten für die Zukunft zu finden (Doll & Hummel-Gaatz, 2007, S. 32). Weiterentwicklungen des systemischen Beratungsansatzes führen zu spezifischen Konzepten wie Organisationsberatung, Paarberatung oder der lösungsorientierten Beratung (Doll & Hummel-Gaatz, 2007, S. 21).

3.4 Der tiefenpsychologische Beratungsansatz

Tiefenpsychologische Verfahren gehen auf Sigmund Freud und die von ihm entwickelte Psychoanalyse zurück. Die Tiefenpsychologie hat im Laufe der Geschichte Wandlungen erfahren und verschiedene Schulen entwickelt. Als gemeinsamer Nenner kann die Annahme des Unbewussten genannt werden. Das Unbewusste ist dem Menschen nicht unmittelbar zugänglich, steuert seine Gefühle und offenbart sich in Träumen, Fehlleistungen und Versprechern. Im Unterbewussten sind unbewältigte Konflikte gespeichert, die, da sie unerträglich sind, vom Menschen bewusst nicht wahrgenommen und abgewehrt werden. Abwehrmechanismen sind bis zu einem gewissen Ausmaß eine gesunde Reaktion des Menschen und stützen seine Lebensfähigkeit. Beruhen diese Erlebens- und Verhaltensweisen sehr stark auf Abwehrmechanismen, kommt es unweigerlich zu Diskrepanzen gegenüber dem Erleben und den Erfordernissen der Realität. Diese vom Menschen als Leiden wahrgenommenen Diskrepanzen können sich zu schwerwiegenden Konflikten steigern, welche als Neurosen bezeichnet werden (Koch-Straube, 2008, S. 108). Die Aufgabe der tiefenpsychologischen Therapie liegt im Aufdecken und Durcharbeiten der seelischen Konflikte, deren Entstehen bis in die frühe Kindheit zurückreichen kann (Koch-Straube, 2008, S. 109).

4 Beratungsprozess

Mit dem Beratungsprozess werden Ausschnitte des Beratungsgeschehens thematisiert, welche sich auf den Ablauf und die Dynamik beziehen. Unabhängig von einzelnen Beratungsschulen, wie z. B. der systemischen oder verhaltensorientierten Ausrichtung, folgt eine professionelle Beratung einem systematischen Aufbau, der vom Erstgespräch und der Diagnostik über Entscheidung für bestimmte Interventionen bis zum reflektierten Abschluss reicht (Ansen, 2012, S. 145). Das Wissen über den Beratungsprozess ist für Beraterinnen und Berater eine unabdingbare Voraussetzung, um Methoden und Techniken der Gesprächsführung sinnvoll einzusetzen (Ansen, 2012, S. 154). Es liefert Klientinnen und Klienten sowie Beraterinnen und Beratern eine Orientierung und spendet in einem begrenzt vorhersehbaren Verlauf ein Mindestmaß an Sicherheit (Ansen, 2012, S. 145).

4.1 Beratungsprozess nach Doll und Hummel-Gaatz

In weiterer Folge wird der Beratungsprozess nach Doll und Hummel-Gaatz (2007, S. 28) genauer beschrieben. Doll und Hummel-Gaatz (2007, S. 26-27) stellten fünf verschiedene Beratungsprozesse dar und leiteten aus dieser Synopse für die Beratung in der Pflege ein am etablierten Pflegeprozess orientiertes Phasenmodell ab (Doll & Hummel-Gaatz, 2007, S. 28).

4.1.1 Phase 1

Zu Beginn des Beratungsprozesses stellen die Kontaktaufnahme und der Aufbau einer symmetrischen Beziehungs- und Vertrauensbasis die Grundvoraussetzung für eine gelingende Beratung dar. Diese Beziehungsebene ermöglicht es den Klientinnen und Klienten und dessen Bezugspersonen, ihre Anliegen und Probleme vorzubringen und sich zu öffnen (Doll & Hummel-Gaatz, 2007, S. 28).
Die erste Phase muss abhängig davon, ob sie bereits in eine Pflegebeziehung eingebettet ist oder losgelöst in einem strukturierten, geplanten Beratungsangebot

stattfindet, unterschiedlich intensiv und bewusst gestaltet werden (Doll & Hummel-Gaatz, 2007, S. 28).

4.1.2 Phase 2

In dieser Phase ist das diagnostische Denken der Beraterin bzw. des Beraters von zentraler Bedeutung. Es gilt den objektiven Beratungsbedarf und das subjektive Beratungsbedürfnis herauszufiltern. Durch ein strukturiertes Beobachten, waches Analysieren der Gesamtsituation durch z. B. Fragen und Spiegeln und einem gemeinsamen Bewerten kann das Problem als Ausgangspunkt der Beratung erkannt und korrekt benannt werden (Doll & Hummel-Gaatz, 2007, S. 28). Je nach dem Beratungsansatz werden unterschiedliche Schwerpunkte fokussiert:

- Probleme aus der individuellen Klientinnen- und Klientensicht erfassen
- Einflussfaktoren, Ursachen und Symptome des Problems bzw. der Probleme erheben
- Gefühle der Klientinnen und Klienten klären helfen, diese wahrnehmen und in den Prozess einzubeziehen (Doll & Hummel-Gaatz, 2007, S. 29)

4.1.3 Phase 3

In der dritten Phase wird gemeinsam mit der Klientin bzw. dem Klient eine gemeinsame Zielsetzung ausgehandelt, die vom jeweiligen Beratungsansatz abhängig ist. Humanistische Ansätze zielen auf das psychosoziale Coping und die Integration von Emotionen ab. Der verhaltensorientierte Ansatz hat Anpassungsprozesse im Bereich der Alltagskompetenz zum Ziel und erweist damit einen wichtigen Beitrag in der konkreten Auseinandersetzung mit dem Krankheits- und Therapieerfolg. Der systemische Blickwinkel, der besonders bei chronischen Erkrankungen an Bedeutung gewinnt, ergänzt diese beiden Ansätze (Doll & Hummel-Gaatz, 2007, S. 30).

Die Beraterin bzw. der Berater fasst in dieser Phase der Beratung die Erkenntnisse zusammen und stellt verschiedene Optionen dar, um zu klären, welches Ziel erreicht werden soll (Doll & Hummel-Gaatz, 2007, S. 30).

4.1.4 Phase 4

In der vierten Phase geht es um das Entwickeln von Lösungen, das sowohl auf der Beziehungsebene als auch auf der Inhaltsebene stattfindet. Es kann als eine Verschränkung von Beziehungs- und Problemlösungsprozessen verstanden werden. Die Beziehungsebene ist geeignet, Klientinnen, Klienten und Bezugspersonen in Ihrem Bewältigungsprozess zu begleiten, Gefühle zu explorieren und subjektive Deutungen nachzuvollziehen. Die Problemlösungsebene unterstützt diesen Prozess und ermöglicht, unter Einbeziehung von Ressourcen und biographischen Kontext, konkrete Handlungsmöglichkeiten zu erkennen. Die Beraterin bzw. der Berater wendet dabei Techniken des Fragens an, hört der Klientin bzw. dem Klient aktiv zu und entwickelt gemeinsam mit ihnen Alternativen. Abhängig vom Beratungsansatz ist auch hier ein Kontinuum von eher direktiven bis hin zu nondirektiven Verhalten der Beraterin bzw. des Beraters zu beobachten (Doll & Hummel-Gaatz, 2007, S. 30).

4.1.5 Phase 5

Diese Phase wird als Reflexion bezeichnet und dient einer Bewertung des Gesprächsverlaufs, einer Zusammenfassung des Erkenntnisgewinnes und der Vereinbarung von konkreten Handlungsschritten. Die Klientin bzw. der Klient hat an dieser Stelle die Möglichkeit, sich darüber zu äußern, wie zufrieden er mit dem Verlauf und den Ergebnissen des Gespräches ist. Auch die Beraterin bzw. der Berater sollte für sich Zeit einräumen, das Gespräch auf der Metaebene zu betrachten und das eigene Verhalten reflektieren und hinterfragen (Doll & Hummel-Gaatz, 2007, S. 30).

Die Selbstreflexion der Rolle als Beraterin bzw. Berater findet außerhalb des Gespräches statt, gehört aber zu einem professionellen Beratungsprozess (Doll & Hummel-Gaatz, 2007, S. 30).

4.1.6 Phase 6

Am Ende des Beratungsprozesses sollte das Gespräch bewusst enden und do-kumentiert werden. Es ist wichtig der Klientin bzw. dem Klient die Möglichkeit aufzuzeigen, wie dieser Veränderungsprozess weiterhin begleitet werden kann und wer darin Unterstützung bieten kann, um immer selbstständiger zu werden. Der Beratungsprozess ist häufig mit einem Gespräch nicht abgeschlossen, viel-mehr schließt sich ein neuer Zyklus an (Doll & Hummel-Gaatz, 2007, S. 30).

5 Lösungsorientierte Beratung

Im folgenden Kapitel wird die lösungsorientierte Beratung vorgestellt. Im ersten Teil dieses Kapitels wird ein kurzer Überblick ihrer Entstehung gegeben, im Anschluss daran werden die Grundlagen, die Prinzipien sowie die Ziele dieses Ansatzes vorgestellt. Im Weiteren werden Anforderungen an lösungsorientierte Beraterinnen und Berater dargestellt.

5.1 Entstehung

Der lösungsorientierte Ansatz wurde Mitte der 1970er Jahre am Brief Family Therapie Center in Milwaukee, United States of America, von Steve de Shazer, seiner Frau Insoo Kim Berg und weiteren Teammitgliedern entwickelt. Die Kernaussage ist die Vorstellung, es sei ein großer Irrtum der Psychotherapie zu vermuten, dass zwischen einem Problem und seiner Lösung ein Zusammenhang bestehe (Schlippe & Schweitzer, 2012, S. 55). Im Laufe der Jahre wurden von den Entwicklern dieser Methode hunderte von Therapiestunden beobachtet und sorgfältig Fragen, Emotionen und Verhaltensweisen festgehalten, welche Klientinnen und Klienten dazu bewegten, machbare und dem realen Leben angemessene Lösungen zu entwerfen und zu realisieren. Fragen, die sich am durchgängigsten mit den von Klientinnen und Klienten angegebenen Fortschritten und Lösungen in Zusammenhang bringen ließen wurden notiert und in das lösungsfokussierte Konzept integriert (Dolan & de Shazer, 2011, S. 22).

5.2 Grundlagen der lösungsorientierten Beratung

Die lösungsorientierte Beratung orientiert sich am humanistischen Menschenbild (Bamberger, 2010, S. 47) und zählt zur Gruppe der systemischen Ansätze mit den Aspekten der Kybernetik, des Konstruktivismus und der Zirkularität (Bamberger, 2010, S. 29). Die lösungsorientierte Beratung kann als ein kooperativer Prozess zur Konstruktion von Lösungen beschrieben werden (Bamberger, 2010, S. 353).

Bei diesem Ansatz wird davon ausgegangen, dass die Beraterin bzw. der Berater den Klientinnen und Klienten helfen kann, sich von ihren Problemen zu lösen, ohne dabei auch nur einmal auf das Problem einzugehen (Fittkau, 2003b, S. 143-144). Von der ersten Frage an wird unmittelbar auf die Lösung und nicht auf das Problem zugegangen, aufgrund der Annahme, dass das Sprechen über Probleme allein, nur weitere Probleme hervorbringen würde (Schlippe & Schweitzer, 2012, S. 55). Ressourcen werden als vorhanden vorausgesetzt, im Gespräch wird eine Erwartung von einer darauf aufbauenden weiteren Veränderung geschaffen (Schlippe & Schweitzer, 2012, S. 56). Dabei verfügt dieser Ansatz über ein Repertoire von Lösungswerkzeugen, welches primär aus gezielt gestellten Fragen besteht. Da die Kompetenzen und Ressourcen der Klientinnen und Klienten letztlich das Potenzial bilden, aus dem und in dem sich Lösungen ergeben, wird versucht, diese zu ermitteln und produktiv einzusetzen (Engel, Nestmann, & Sickendiek, 2012, S. 41). Die Wertschätzung der Klientinnen bzw. der Klienten, eine gemeinsame Sprache und eine lösungsorientierte Grundhaltung werden besonders hervorgehoben (Bamberger, 2010, S. 170). Auch die Ermutigung der Klientinnen und Klienten und der Aufbau eines Vertrauensverhältnisses sind in diesem Beratungsansatz ausschlaggebend für den Aufbau eines hilfreichen Beratungssystems (Bamberger, 2010, S. 70). Der Ausgangspunkt für eine lösungsorientierte Beratung ist durch die Klientinnen und Klienten definiert, die sich in einer Ist-Soll-Diskrepanz erleben und dieser Situation trotz ihrer Bemühungen hilflos gegenüberstehen. Solch eine Situation wird von ihnen selbst und/oder von Angehörigen als Problem definiert (Bamberger, 2010, S. 64).

5.3 Ziele

Unter dem Begriff Lösung wird im systemischen Sprachgebrauch nicht verstanden, dass alle Probleme gelöst sind, Lösung meint einen Prozess, in dem Klientinnen und Klienten wieder in ihrem Leben Fuß fassen können und wieder Schritt für Schritt vorankommen können (Bamberger, 2010, S. 256).

Das Ziel der lösungsorientierten Beratung ist demnach nicht die Lösung als solche, sondern die Lösungsorientierung (Bamberger, 2010, S. 64).

5.4 Lösungsorientierte Beraterinnen und Berater

Die Kunstfertigkeit der lösungsorientierten Beraterin bzw. Beraters besteht darin, die Klientin bzw. den Klient so zu beflügeln, dass sie diese Änderungsmöglichkeiten erkennen. Somit wird bereits der erste Schritt in einem Veränderungsprozess unternommen (Bamberger, 2010, S. 25).

Lösungsorientierte Beraterinnen und Berater werden von Bamberger (2010, S. 52) beschrieben als:

- *Promoter* für die Zukunft
- *Entwickler* von Möglichkeitssinn
- *Aktivierer* von Ressourcen
- *Kompagnon* für Kooperation
- *Ermutiger* für den ersten Schritt
- *Bewunderer* von Autonomie und
- *Fürsorger* für das Selbst

Der Umstand, dass das Problem für den Beratungsprozess keine bestimmte Rolle spielt, macht ein Spezialwissen über die Entstehung der Probleme entbehrlich. Daher gibt es im Rahmen dieses Konzeptes auch kein Krankheitsmodell. Lösungsorientierte Beratung ist ein indikationsunabhängiges Verfahren, gefordert ist dabei primär die Professionalität der Lösungsorientierung (Bamberger, 2010, S. 52).

5.5 Prinzipien der lösungsorientierten Beratung

Die lösungsorientierte Beratung arbeitet nach den Prinzipien der Lösungsorientierung, der Utilisation, der Konstruktivität, der Veränderung und der Minimalintervention.

5.5.1 Prinzip der Lösungsorientierung

Im Fokus der Aufmerksamkeit steht der Lösungsprozess (Engel et al., 2012, S. 39). Ziel und Zweck ist es, den Problemraum nur kurz anzusprechen, um ihn möglichst schnell wieder zu verlassen und den Blick auf Lösungsmöglichkeiten und den Lösungsraum zu richten (Engel et al., 2012, S. 40).

5.5.2 Prinzip der Utilisation

Als nützlich wird bei diesem Ansatz das gesehen, was aus der Perspektive der Klientinnen bzw. Klienten als sinnvoll angesehen wird. Klientinnen und Klienten verfügen, so die Annahme, über vielfältige Ressourcen und sind Expertinnen und Experten ihres Lebens, ihrer Probleme und Lösungen. Genutzt wird das, was Klientinnen und Klienten in die Beratung mitbringen und das, was sich für die Gewinnung einer Lösungsperspektive eignet (Engel et al., 2012, S. 40).

5.5.3 Prinzip der Konstruktivität

Beraterinnen und Berater lassen den Klientinnen und Klienten Raum, ihre Sicht darzustellen, mit dem Wissen, dass in Systemen unterschiedliche Wahrnehmungen vorliegen und Realitäten konstruiert werden. Aus dieser Perspektive betrachtet, wissen Beraterinnen und Berater, dass Konstruiertes auch immer umkonstruiert werden kann (Engel et al., 2012, S. 40).

5.5.4 Prinzip der Veränderung

Jede Lösung bedeutet Veränderung, Veränderung von Wahrnehmungen, Gefühlen, Gedanken, Verhaltensmustern usw. Aus der Perspektive der lösungsorientierten Beratung reichen schon kleinste Veränderungsschritte, um eine neue Situation zu schaffen (Engel et al., 2012, S. 40).

Von großer Bedeutung ist, dass im Verlauf der Beratung Erfahrungen gemacht werden, die einseitige Sichtweisen und Selbstbilder durchbrechen, um noch so kleine Veränderungen zu ermöglichen (Engel et al., 2012, S. 41).

5.5.5 Prinzip der Minimalintervention

Die lösungsorientierte Beratung arbeitet nach folgender grundlegender Effizienz-regel: Nur so wenig wie nötig eingreifen und primär kurze und auf das Lösen von Problemen reduzierte Perspektiven einnehmen. In diesem Prinzip spiegelt sich das Vertrauen in die Potenziale der Klientinnen und Klienten wider, welche durch geringe Impulse der Beraterinnen bzw. der Berater aktiviert werden können (Engel et al., 2012, S. 41).

6 Phasen der lösungsorientierten Beratung nach Bamberger

Um einen Einblick in das Vorgehen einer lösungsorientierten Beratung zu geben, werden in diesem Kapitel die einzelnen Phasen, wichtige Fragetechniken und Methoden dargestellt.

Die lösungsorientierte Beratung orientiert sich an einem Phasenmodell, dass von Bamberger (2010, S. 65) als vorläufiges Modell bezeichnet wird, da die Einschränkung *vorläufig* einerseits zu individuellen Anpassungen einladen soll. Andererseits soll es deutlich machen, dass es sich um ein offenes Konzept handelt, welches entsprechend der Ergebnisse von Beratungsforschung und Erfahrungen aus der Beratungspraxis weiter entwickelt werden muss.

Das Phasenmodell der lösungsorientierten Beratung nach Bamberger (2010, S. 66) wird in sechs Phasen unterteilt.

6.1 Phase 1

Synchronisation: Einander kennenlernen, erste Orientierung, Problemverstehen, Lösungsauftrag und Kontraktbildung (Bamberger, 2010, S. 66).

Die Phase der Synchronisation wird von Bamberger (2010, S. 65) als eine eigene Phase definiert, die nicht nur zeitlich an erster Stelle steht, sondern auch in ihrer Bedeutung für den gesamten Beratungsverlauf als grundlegend gesehen werden muss. Die Voraussetzung der Synchronisation bzw. Koppelung ist, dass die Beraterin bzw. der Berater sich auf die logischen Prämissen einlässt, die für die Klientin bzw. den Klient mit der Beratung verbunden sind und dessen subjektive Erfolgskriterien ausmachen. Wichtig in dieser Phase ist, dass die Beraterin bzw. der Berater ein Problem tatsächlich als ein Problem respektiert und die Klientinnen und Klienten dort abholt, wo diese leiden und von dort aus dann ihre Erwartungen erkundet. Denn daraus erschließt sich für Beraterinnen und Berater der eigentliche Lösungsauftrag.

6.2 Phase 2

Lösungsvision: Merkmale der Lösung mit der Hilfe von fünf Lösungsschlüsseln explorieren und bewusst machen (Bamberger, 2010, S. 66).

In der Phase der Lösungsvision geht es darum, von einem Hier und Jetzt eine Brücke zum Ufer der Möglichkeiten zu bauen. Als Bauelemente dienen dabei Wörter, die Brücke ist eine sprachliche Konstruktion über Visionen und der Magie der Sprache. Dabei sind fünf Lösungstechniken bzw. Lösungsschlüssel möglich. Je nach den Bedürfnissen der Klientin bzw. des Klient, den Bedingungen der Situation und auch der Kosten – Nutzen – Überlegung wird entschieden, welche Lösungstechnik sich am besten eignet (Bamberger, 2010, S. 90). Die fünf Lösungstechniken werden im Folgenden dargestellt.

6.2.1 Lösungstendenzen

Was hat sich seit der Anmeldung zu dieser Beratung und dem ersten Gespräch verändert? (Bamberger, 2010, S. 94).

Die Entscheidung, eine Beratung in Anspruch zu nehmen, ist ein erster Schritt zur Veränderung und ein Gewinn an Selbstkontrolle. An dieser Stelle ist es sinnvoll, die Aufmerksamkeit darauf zu lenken, wie es zu dieser Entscheidung gekommen ist und was sich seit der Anmeldung zur Beratung und dem ersten Treffen an Änderungen ergeben hat (Bamberger, 2010, S. 94). Die Beraterin bzw. der Berater sollte kleinste Anzeichen von Vorabänderungen mit neugierigen und bewundernden Fragen detailiert herausarbeiten und die Klientin bzw. den Klient ins Bewusstsein führen, dass sie es sind, die sich zu verändern begonnen haben, dass es ihre Kompetenzen sind die hier sichtbar werden und dass diese Kompetenzen es ihnen möglich machen, damit fortzufahren (Bamberger, 2010, S. 95).

6.2.2 Ausnahmen

Wie oft (wie lang, wann) ist dieses Problem nicht aufgetreten? Was haben Sie in diesen Zeiten anders gemacht? oder *Wie haben Sie es geschafft, in diesen Zeiten dieses Problem nicht auftreten zu lassen?* (Schlippe & Schweitzer, 2012, S. 259). Klientinnen und Klienten neigen dazu, Probleme und das daraus resultierende Leid als ständig existent wahr zunehmen. Es gibt allerdings Bedingungen und Umstände, unter denen Probleme nicht oder nicht so stark auftreten (Bamberger, 2010, S. 98).

Werden Problemzeiten mit Nichtproblemzeiten verglichen, so werden Bedingungen dieser Unterschiede deutlich (Schlippe & Schweitzer, 2012, S. 266). Deswegen ist es wichtig, die Aufmerksamkeit auf diese Ausnahmen zu richten, einerseits auf die dann gegebenen situationsspezifischen Bedingungen, die das subjektive *Warum* der Ausnahme erklären und andererseits auf das konkrete Verhalten der Klientin bzw. des Klient in dieser Ausnahmesituation (Bamberger, 2010, S. 99).

Das Verhalten, welches in der Ausnahme sichtbar wird und die zugrundeliegenden Fähigkeiten stellen für die Lösung nutzbare Ressourcen dar (Bamberger, 2010, S. 100). Sind Ausnahmen identifiziert, sollten diese durch positive Konnotation verstärkt werden. Dadurch wächst das Vertrauen der Klientin bzw. des Klient in die eigene Problemlösekompetenz (Bamberger, 2010, S. 101).

Im nächsten Schritt geht es darum, die Verhaltensweisen, die diese Ausnahme ausmachen, aufrecht zu erhalten. Im einfachsten Fall lautet die Instruktion, genau dieses Verhalten fortzusetzen. Können Klientinnen oder Klienten keine Ausnahmen erkennen, kann sich mit Hilfe der *Verschlimmerungsfrage* möglicherweise doch ein Unterschied darstellen lassen (Bamberger, 2010, S. 102).

Verschlimmerungsfragen führen auf dem entgegengesetzten Weg zu einem ähnlichen Ergebnis wie Verbesserungsfragen (Schlippe & Schweitzer, 2012, S. 268).

Durch diese Fragen wird deutlich, wie Probleme aktiv erzeugt und aufrechterhalten werden. Dabei wird im Umkehrschluss deutlich, was unterlassen werden könnte, um das Problem los zu werden, wie z. B. *Was könnten Sie tun, angenommen Sie würden sich das vornehmen, um ihr Problem absichtlich zu verschlimmern, zu behalten oder zu verewigen?* Im Anschluss daran werden Interaktionspartner einbezogen. *Wie könnten Ihnen andere dabei helfen, Ihr Problem zu behalten? Wie können andere Sie dazu einladen, es sich schlecht gehen zu lassen?* Wenn Lösungsideen und Problemerzeugungsideen im Gespräch entwickelt worden sind, sind beide Möglichkeiten zu sehen und es können verschiedene Szenarien durchgespielt werden (Schlippe & Schweitzer, 2012, S. 268). Ebenso kann bei der Suche nach Ausnahmen die Skalierungsfrage eingesetzt werden.

Skalierungsfragen arbeiten Unterschiede der Sichtweisen und Beziehungen intensiv und deutlich heraus (Schlippe & Schweitzer, 2012, S. 255). Der Weg zu einer Lösung vollzieht sich in der Regel in kleinen Schritten, dabei ist es notwendig, schon Nuancen der Veränderung zu erkennen. Mit Fragen wie z. B. *Ist etwas mehr oder weniger, stärker oder schwächer, besser oder schlechter, häufiger oder seltener vorhanden?* lassen sich schon kleinste Veränderungen registrieren (Bamberger, 2010, S. 107).

6.2.3 Hypothetische Lösungen

Für eine Entwicklung von hypothetischen Lösungen bieten sich folgende Wahrnehmungspositionen/Leitfragen an, die die Klientin bzw. den Klient in die Lage versetzen sollen, sich vom Problem zu distanzieren und sich mit dieser Distanz auf ein lösungsorientiertes Brainstorming einzulassen (Bamberger, 2010, S. 111). Die Wunderfrage: *Was wäre, wenn ein Wunder geschehen würde und das Problem gelöst wäre?* (Bamberger, 2010, S. 111).

Eine Frage aus der systemischen Sichtweise könnte lauten: *Woran würden andere Personen erkennen, dass ihr Problem gelöst ist?* (Bamberger, 2010, S. 112). Durch hypothetische Lösungen entwickeln Klientinnen und Klienten von ihren aktuellen Problemsituationen aus Visionen einer befriedigenderen Zukunft

(Bamberger, 2010, S. 115). Wenn Klientinnen und Klienten sehen, wie sie handeln könnten, ist die Versuchung groß, es auch zu tun (Bamberger, 2010, S. 114).

6.2.4 Reframing

Gibt es positive Aspekte dadurch, dass dieses Problem existiert? (Bamberger, 2010, S. 94).

Durch Reframing wird einem Problem ein neuer Bezugs- bzw. Bedeutungsrahmen gegeben (Bamberger, 2010, S. 123). Mit Reframing ist es möglich, enge und starre Wahrnehmungsrahmen, welche eine Problemlösung der Klientinnen und Klienten erschweren, zu öffnen (Bamberger, 2010, S. 123).

6.2.5 Universallösungen

Gibt es etwas, dass die Klientin bzw. der Klient im Verhalten ändern könnte? (Bamberger, 2010, S. 94).

Unabhängig von der Ursache eines Problems ist, das seine Fortdauer etwas mit dem Kontext zu tun hat, in dem es auftritt und mit der subjektiven Überzeugung der Klientinnen und Klienten zusammenhängt, dass das zur Verfügung stehende Verhaltensrepertoire zur Lösung des Problems ausgeschöpft ist. Aus diesem Grund soll die Intervention darauf abzielen, Klientinnen und Klienten dabei zu helfen, eine Veränderung in dieses Problemsystem zu bringen (Bamberger, 2010, S. 146). Das Metaziel der Universallösung ist, bei Klientinnen und Klienten an Stelle von Selbstrestriktion eine Selbstanimation zu setzen (Bamberger, 2010, S. 155).

6.3 Phase 3

Lösungsverschreibung: Ressourcen identifizieren und im Rahmen einer Hausaufgabe nutzen (Bamberger, 2010, S. 66).

In dieser Phase der Beratung lädt die Beraterin bzw. der Berater die Klientin oder den Klient zu einer Fokussierung der Aufmerksamkeit auf verfügbare Lösungspotentiale ein. Dies geschieht in indirekter Form, z. B. durch Rapport, die Nachdenkpause oder Ressourcenfokussierung mit Hilfe von positiver Konnotation (Bamberger, 2010, S. 164).

6.3.1 Rapport

Ein Rapport (gute Arbeitsbeziehung) ist wesentlich für die Effektivität einer Beratung (Bamberger, 2010, S. 166). Im Rahmen einer lösungsorientierten Beratung werden folgende Variablen als grundlegend für Rapport hervorgehoben: die Wertschätzung der Klientinnen und Klienten, eine gemeinsame Sprache und die lösungsorientierte Grundeinstellung. Wertschätzung umfasst ein freundliches, wohlwollendes und wertschätzendes Verhalten der Beraterin bzw. des Beraters. Wertschätzen heißt auch, Bedürfnisse, Ressourcen und Kompetenzen positiv zu konnotieren (Bamberger, 2010, S. 170).

Unter gemeinsamer Sprache wird eine Angleichung an die verbale und nonverbale Sprache der Klientinnen und Klienten verstanden und auch eine Anpassung an ihr Tempo (Bamberger, 2010, S. 172).

6.3.2 Nachdenkpause

Durch eine Nachdenkpause gewinnen Klientinnen und Klienten eine emotionale Distanz zur Problemgeschichte und bauen eine innere Erwartungsspannung einschließlich einer erhöhten Suggestibilität für das auf, was ihnen die Beraterin bzw. der Berater anschließend sagen wird (Bamberger, 2010, S. 178).

Für Beraterinnen bzw. Berater ist sie wichtig, um kurz in eine supervidierende Position zu gehen, den bisherigen Gesprächsverlauf von der Metaebene zu reflektieren und für Klientinnen und Klienten hilfreiche Rückmeldungen auszuformulieren (Bamberger, 2010, S. 178). Die Nachdenkpause kann so gestaltet werden, dass sich die Beraterin bzw. der Berater für zehn Minuten zurückzieht oder ob sie oder er für sich überlegt und dabei auf die Methode des lauten Denkens zurückgreift (Bamberger, 2010, S. 177).

6.3.3 Ressourcenaktivierung durch positive Konnotation

Klientinnen und Klienten zu einer aktiven Veränderung zu motivieren und gleichzeitig entsprechende Erfolgserwartungen zu wecken, gelingt nur dann, wenn bislang gezeigte Lösungsaktivitäten von der Beraterin bzw. dem Berater aufgegriffen und positiv konnotiert werden. Das heißt, dass das aufgezählt wird, was Klientinnen und Klienten schon an Richtigem, Nützlichem und Gutem machen. Hierbei gilt, wirklich alle positiven Aspekte hervorzuheben (Bamberger, 2010, S. 184).

6.3.4 Der eigentliche Lösungsvorschlag

Der Lösungsvorschlag besteht in der Regel aus konkreten Verhaltensanweisungen in Form einer Hausaufgabe, die bis zur nächsten Beratung zu erledigen ist. Das lösungsorientierte Veränderungsgeschehen spielt sich nicht in den Beratungssitzungen ab, sondern in der realen Lebenswelt der Klientinnen und Klienten. Dabei ist es wichtig, dass die Verhaltensvorschläge so einfach und sparsam wie nur möglich sind, aber die Ressourcen der Klientinnen und Klienten wirklich herausfordern. Ziel ist es, das etwas Neues beginnt, sich die Klientinnen bzw. Klienten als Handelnde erleben (Bamberger, 2010, S. 199). Hausaufgaben gehören zum essentiellen Repertoire des lösungsorientierten Ansatzes (Schlippe & Schweitzer, 2012, S. 57).

Beispiele dafür sind das Nachdenken über etwas, dass gegenwärtig positiv verläuft und deshalb unverändert bleiben soll oder ein Beobachten, von etwas, dass in Zeiten der Ausnahme anders ist und für eine Lösung genutzt werden kann (Bamberger, 2010, S. 200).

6.3.5 Abschluss der Beratungsstunde

Sind alle Fragen im Zusammenhang mit der Hausaufgabe geklärt, geht es um die Entscheidung, ob die Beratung beendet werden kann oder ob ein Folgetermin zu vereinbaren ist. Im praktischen Beratungsalltag wird von etwa drei bis fünf Beratungsstunden ausgegangen, da es vorrangig darum geht eine Synchronisation herzustellen, nach Optionen für Neues zu suchen und im nächsten Schritt Veränderungen zu begleiten und die Wirksamkeit von Beratung zu erfahren. Abgesehen davon ist von zentraler Bedeutung, was zu Beginn des Beratungsgespräches vereinbart worden ist, z. B. Unterstützung in Form von Nähe, Begleitung, Anleitung oder Veränderung. Je nach Vereinbarung ist gemeinsam mit den Klientinnen und Klienten und ihren Bedürfnissen eine darauf abgestimmte Zeitplanung als sinnvoll anzusehen (Bamberger, 2010, S. 208).

6.4 Phase 4

Lösungsbegleitung: Die Klientinnen und Klienten in ihren Lösungsaktivitäten, wie sie im Rahmen der Hausaufgaben vereinbart wurden, verstärken, z. B durch Briefe (Bamberger, 2010, S. 66).

Da die eigentlichen Veränderungsprozesse in der realen Lebenswelt der Klientinnen und Klienten stattfinden, ist zu überlegen, inwieweit auch dort Unterstützung sinnvoll ist, damit die konzipierten Lösungsschritte tatsächlich realisiert werden. Entsprechende Intentionen erscheinen nahe liegend, wenn das Lösungshandeln z. B. durch erhöhte Angst vor einem Misserfolg erschwert wird. Im Beratungsalltag kommen solche invasiven Methoden selten zur Anwendung (Bamberger, 2010, S. 210).

6.5 Phase 5

Lösungsevaluation: Annäherung an die Lösung erkennen und der Klientin bzw. dem Klienten im Lösungshandeln erneut verstärken, gegebenenfalls Konzeption der weiteren Veränderungsschritte (Bamberger, 2010, S. 66).

In dieser Phase beginnt eine neue Gesprächsrunde mit der Klientin bzw. dem Klient, auch inhaltlich beginnt etwas Neues. Nun geht es um die Identifizierung und wertschätzende Bewertung dessen, was sich in der direkten oder indirekten Folge des ersten Beratungsgespräches an förderlichen Veränderungen im Leben der Klientin bzw. des Klient ereignet hat. Zu Beginn dieser Sitzung gilt es wieder eine Synchronisation herzustellen und Rapport zu verstärken. Um eine förderliche Fokussierung der Aufmerksamkeit und eine Aktivierung der motivationalen Ressourcen bewirken zu können, arbeitet die Beraterin bzw. der Berater mit Komplimenten wie z. B. *Ich freue mich, dass Sie heute wieder so pünktlich waren! Auf Sie ist Verlass und das gibt mir ein gutes Gefühl für unser heutiges Gespräch!* (Bamberger, 2010, S. 225).

6.6 Phase 6

Lösungssicherung: Der Klientin bzw. dem Klienten als Gestalter des eigenen Lebens gratulieren (Metatransfer) und die Beratung beenden (Bamberger, 2010, S. 66).

Beraterinnen und Berater, die ressourcenorientiert arbeiten, sollten sich möglichst bald entbehrlich machen. Dabei kann es schon genügen, dass Klientinnen und Klienten in der Annäherung an ihre Lösung das Gefühl haben, wieder kompetent und effektiv handeln zu können. Den Klientinnen und Klienten mit ihren gewachsenen Kompetenzen einen Rest an Problemen anzuvertrauen und Zuversicht zu signalisieren, dass sie den ausstehenden Schritt alleine schaffen, wird als positiv gesehen (Bamberger, 2010, S. 256). Die lösungsorientierte Beratung lässt sich dementsprechend als strukturierte Anleitung zu einer autonomen Selbstregulation verstehen (Bamberger, 2010, S. 257).

7 Problemorientierung in der Beratung

Im folgenden Kapitel wird nun das Vorgehen einer problemorientierten Beratung dargestellt. Zuvor wird der Begriff Problem definiert.

7.1 Problem

Dörner zitiert nach Thiel (2003a, S. 73) definiert ein Problem durch die folgenden drei Merkmale:

- ein unerwünschter Ausgangszustand (Ist-Situation/Problembereich)
- eine gewünschte Veränderung als Ziel (Soll-Zustand/Zielbereich) und
- eine Wegstrecke, die überwunden werden muss

Der Begriff Problem wird im Duden (2011, S. 849) als eine schwierig zu lösende Aufgabe beschrieben. Laut Schlippe und Schweitzer (2012, S. 158) ist ein Problem etwas, das von jemanden einerseits als unerwünschter und veränderungsbedürftiger Zustand, andererseits aber auch als veränderbar gesehen wird. Bamberger (2010, S. 41) beschreibt Probleme als konstitutive Elemente des menschlichen Lebenslaufs, die als Herausforderung durch die unaufhörlichen Veränderungen der Lebensbedingungen stehen.

7.2 Problemorientierung

In dem breiten Feld der Beratungsangebote gibt es eine Mehrheit von Beratungsansätzen die sich dem problemlösungsorientierten Beratungsmethode zuordnen lassen (Fittkau, 2003b, S. 143).
Bei klassischen Ansätzen, wie z. B. der Psychoanalyse und der (kognitiven) Verhaltenstherapie, liegt einer der Schwerpunkte in der Problemorientierung bzw. theoriefundierten Ursachenforschung (Thiel, 2003b, S. 139).

Bei einer psychoanalytischen Rückschau auf die frühkindliche Problemgenese und der Aktualisierung des zugrundeliegenden Konflikts im Übertragungsgeschehen, geht es darum, ein bestimmtes Problem besser zu verstehen. Ebenso bei der verhaltenstherapeutischen Suche nach den Bedingungen, die als Verstärker ein Problem aufrechterhalten (Bamberger, 2010, S. 78).

Die Problem(lösungs)-Fokussierung in klassischen Ansätzen beschreibt Thiel zitiert nach Thiel (2003b, S. 140) folgendermaßen:

Zu Beginn einer Beratung geht es im ersten Schritt darum, Problem(e) herauszufinden, diese detailliert zu beschreiben einschließlich von Defiziten, negativen Gefühlen, usw. und diese eventuell zu hierarchisieren. Im nächsten Schritt wird die Geschichte des Problems in die Vergangenheit zurückverfolgt, um im darauffolgendem Schritt die Ursachen des Problems zu erforschen und zu versuchen, Zusammenhänge zu verstehen. Daran schließt eine Formulierung einer Diagnose bzw. einer Hypothese über den Ist-Zustand an. Im letzten Schritt kommt es zur Problemhypnose und schlussendlich zu einer Passung eines Problems und seiner Lösung.

Expertinnen und Experten für problemorientierte Ansätze gehen dabei üblicherweise, symmetrisch zu den problemgepolten Klientinnen und Klienten so vor, dass das Problem hinsichtlich seiner Genese und Ätiologie, seiner einzelnen sozialen und auch seiner biologischen Bestimmungsstücke, der verschiedenen Verstärkerbedingungen und so weiter, detailliert untersucht wird. Was Beraterinnen und Berater dabei als wichtig erachten, unterscheidet sich nach der jeweiligen therapeutischen Schule erheblich. Bei der Anwendung eines psychoanalytischen Ansatzes wird auf anderes geachtet als bei einem verhaltensorientierten Ansatz. Die gemeinsame grundlegende Überzeugung ist, dass bevor ein Problem gelöst werden kann, als erstes in einem differenzierten diagnostischen Prozess herauszufinden ist, was dieses Problem erzeugt (Bamberger, 2010, S. 31).

Dabei ist die Auffassung, dass ein Problem ein Symptom von etwas anderem, einer dahinter, im Verborgenen, in der frühen Kindheit oder im Unbewussten liegenden Störung ist (Bamberger, 2010, S. 32).

Dieses eigentliche Problem muss, so ist die Annahme, zuerst ans Licht gehoben werden und ins Bewusstsein gebracht werden, als ein Hindernis aus dem Weg geräumt werden, als Blockierung aufgehoben werden, als Defekt repariert oder als *Pathologie* beseitigt werden (Bamberger, 2010, S. 32).

8 Expertinnen- und Expertenmeinungen und Studienergebnisse zum Thema

Im ersten Teil dieses Kapitels werden unterschiedliche Meinungen bedeutsamer Expertinnen und Experten aus verschiedenen Disziplinen bezüglich des lösungsorientierten Beratungsansatzes und dessen genereller Anwendung in der Beratung und der Anwendung bei der Beratung in der Gesundheits- und Krankenpflege dargestellt. Im zweiten Teil des Kapitels werden Studienergebnisse zum Thema angeführt.

8.1 Expertinnen- und Expertenmeinungen zum Thema

Wie schon im zweiten Kapitel dargestellt wurde, versucht Beratung eine Hilfestellung beim Lösen von Problemen zu geben. Dabei bemühen sich Beraterinnen und Berater häufig um ein differenziertes Verständnis des Problems selbst, nach folgendem Ablauf: Problemanalyse – Problemlösen – Problemlösung (Bamberger, 2010, S. 90). Auch in der Gesundheits- und Krankenpflege herrscht die Meinung vor, dass die Ursache eines Problems bekannt sein muss, um ein Problem lösen zu können. Folglich verbringen wohlmeinende Pflegepersonen viele Stunden damit, eine Fülle von Daten, meist zur Vorgeschichte zu sammeln, um die Ursache des Problems zu ergründen (Leahey & Wright, 2009, S. 62). Ebenso erwarten Klientinnen und Klienten die zu einer Beratung gehen, dass sie mit ihren Schwächen und ihrem Versagen konfrontiert werden (Bamberger, 2010, S. 188).

Fittkau (2003b, S. 143) ist der Meinung, dass aufgrund unseres metapherngeleiteten Denkens, es dem Menschen als logisch erscheint, dass bevor der Weg frei zu seinen Ressourcen ist, zunächst ein Berg der Probleme abgetragen oder die Angst abgelegt werden muss. Das lösungs- bzw. resourcenaktivierende Beratungs-Paragima widerspricht aufgrunddessen, dass von Anfang an nicht auf das Problem eingegangen wird, die menschliche Sicht der linearen Ursache – Wirkungs – Denkgewohnheit.

Deshalb scheint es nützlich, hier von einem Paradigmenwechsel in der Beratungswissenschaft zu sprechen (Fittkau, 2003b, S. 144).

Bezüglich lösungsorientierter Beratung existieren in der Fachwelt laut Lang (2010, S. XIII) zwei Vorurteile. Das eine Vorurteil ist, dass es dabei um ein rein technisches Vorgehen gehe, das dem Charakter der Störung nicht gerecht würde, so dass es zu einer Verschiebung der Symptome komme. Das andere Vorurteil ist, dass es darum geht, eine Person ohne echte Kontaktaufnahme und ohne Empathie für ihre Geschichte mit fremd induziertem positivem Denken zu manipulieren. Abgesehen davon, sei Lösungsorientierung nur bei leichten Fällen einsetzbar.

Fittkau (2003b, S. 143) hält die Neubezeichnung lösungsorientiert für nützlich. Gerade in diesem Beratungsansatz wird der Bedeutung der Sprache und dem daran gekoppelten Denken und Bewusstsein eine zentrale Rolle für das Finden von Lösungen zugeschrieben. Er bezeichnet die lösungsorientierte Beratung allerdings als ressourcenaktivierende Beratung, da problemorientierte Beratungsansätze letztlich auch lösungsorientiert sind.

Engel et al. (2012, S. 40) sind der Meinung, dass bei der Betrachtung des Prinzips der Konstruktivität in der lösungsorientierten Beratung für pädagogische, psychosoziale und gesundheitsbezogene Beratung eine deutliche Einschränkung gilt. Nicht alle Probleme sind in Wahrnehmungskonstrukte eingebunden, und nicht alle sind in der Beratung bearbeitbar und in wenigen Gesprächen zu lösen. Probleme können auf eine einfache und bedrückende Art real sein und die Lebensgestaltung einschränken. Hier findet die Lösungsorientierung ihre Grenzen, kann aber dennoch wichtige Bewältigungsperspektiven aufzeigen.

Schmidt (2004, S. 83) ist der Meinung, dass die Annahme, ein *Problem talk* sei ein Problem und deshalb vermieden werden sollte, erst Probleme schafft, die ohne diese Annahme nicht da wären. Er ist der Ansicht, dass die einseitige negative Konnotation des *Problem talk* im rein lösungsorientierten Ansatz, die in Problemen leicht zu findenden Kompetenzen und wertvollen Bedürfnisse eines Menschen destruktiv abwertet. Dadurch werden seiner Ansicht nach viele wertvolle Chancen für eine ganzheitliche gesunde Entwicklung nicht genützt (Schmidt, 2004, S. 84).

Dem widerspricht Bamberger (2010, S. 32), laut ihm sprechen verschiedene Argumente gegen eine mechanistische Ursachenforschung und gegen einen therapeutischen Einstieg in Form eines extensiven *Problem talk*. Eine ausführliche und intensive Problemanalyse hat den Effekt, dass die bedrückende Hilflosigkeit aktualisiert wird, die die Klientin bzw. der Klient in die Therapie gebracht hat. Ein *Hineinfragen* in etwas, das nicht funktioniert, das Klientinnen und Klienten nicht können, wo ihnen der Mut dazu fehlt oder das sie unglücklich macht ist in ihrem Erleben nichts anderes als eine Fortsetzung des Nichtfunktionierens. Wird die Aufmerksamkeit auf Defizite fokussiert, gibt der Organismus automatisch entsprechende Gefühle dazu. Ein Reden über Probleme hat eine demoralisierende Wirkung, auf diese Weise werden die Problemhypnose und das durch Klagen gekennzeichnete Verhaltensmuster verstärkt.

Abgesehen davon schaffen die Ergebnisse einer funktionalen Analyse Ursachen erklärende Konstruktbildungen sowie eine diagnostische Etikettierung des Problems als Krankheit, Defekt, Pathologie usw., eine Wirklichkeit, die dieses Problem wiederum stabilisiert. Sachverhalte die mit Namen belegt werden, neigen dazu, sich zu verselbstständigen und sich in einer selbsterfüllenden Weise als real zu bestätigen. Wenn Diagnostikerinnen und Diagnostiker über Klientinnen und Klienten aussagen, dass diese z. B. eine bestimmte Krankheit oder einen bestimmten Defekt haben, sprechen diese ein diagnostisches Urteil aus, auf das Klientinnen und Klienten häufig mit Gefühlen der Minderwertigkeit und Schuld reagieren. Dies schränkt sie in ihren Bewältigungskompetenzen ein (Bamberger, 2010, S. 36). Außerdem erhalten eine ausführliche Ursachenanalyse das Problem und seine Beseitigung eine so gewichtige und vorherrschende Bedeutung, dass der darüber hinausgehende Blick auf Entwicklung und Wachstum leicht verstellt werden kann (Bamberger, 2010, S. 37). Schlippe und Schweitzer (2012, S. 266) sind der Ansicht, dass Klientinnen und Klienten meist als Erstes ihr Problem schildern, weil ihr Fokus schon seit langem darauf gerichtet ist, sonst wären sie nicht zu einer Beratung gekommen. Aber je länger sich der Blickwinkel auf das Problem konzentriert und allmählich verengt, desto mehr ist das, was gut ist aus dem Blickfeld geraten.

Aber gerade das könnte Hinweise für die Konstruktionen von Lösungen geben. Ihrer Meinung nach lohnt es sich, sei es nach einer anfänglichen Phase der Problembeschreibung oder aber auch sofort, auf die Suche nach Erfahrungen oder Ideen zu gehen, die Möglichkeiten jenseits des Problems eröffnen (Schlippe & Schweitzer, 2012, S. 266).

Für Fittkau (2003a, S. 61) sind alle klinisch-störungsorientierten Verfahren, die defizitorientiert diagnostizieren z. B. im Sinne von Krankheitssymptomen wie Angst oder Persönlichkeitsschwächen, als problematisch zu bewerten, da sie die Wahrnehmung der Klientinnen und Klienten in Richtung ihrer Probleme fokussieren und ihr Selbstbild in dieser Richtung fesseln können (Fittkau, 2003a, S. 62). Auch Leahey und Wright (2009, S. 62) sind gegen eine Ursachenforschung. Sie vertreten die Meinung, dass dies keine Voraussetzung für Veränderung schafft, sondern die Beteiligten lediglich davon abhält, all ihre Kräfte auf Veränderungen zu konzentrieren.

Thiel (2003b, S. 139) hegt den Verdacht, dass Beraterinnen und Berater mit ihrer Vielzahl an theoretisch fundierten Perspektiven auf ein Problem und einer Empathie für Leidenssituationen der Klientinnen und Klienten aus einer längeren Phase der Problemanalyse eventuell ein vergleichsweise größeres Maß an Selbstbestätigung bzw. Gefühl der Professionalität für sich gewinnen, als aus einer bereits früh einsetzenden Phase der Lösungssuche, die unter Umständen sowohl auf Seiten der Klientin bzw. dem Klient als auch der Beraterin bzw. dem Berater eher mit einem Stück der Ungewißheit und Verunsicherung einhergeht (Thiel, 2003b, S. 141).

Wenn davon ausgegangen wird, dass die Qualität der Beziehung in einer Beratung ein wichtiger Erfolgsfaktor ist, dann ist der mögliche beziehungshemmende Einfluss durch eine starke Diagnoseorientierung als problematisch für den Beratungserfolg einzuschätzen. Ursächliche Gründe dafür sind, dass kein Mensch durchleuchtet oder durchschaut werden möchte, ohne einen Auftrag dafür erteilt zu haben. Ein solches Verhalten wird als Eingriff in die Intimsphäre verstanden, somit gehen Klientinnen und Klienten automatisch auf Distanz (Fittkau, 2003a, S. 54).

Zudem haben viele Personen die Erfahrung gemacht, dass ein diagnostischer Blick mit der Funktion einer Klassifizierung, Ettiketierung und Selektion gekoppelt ist wie z. B. gesund – krank, geeignet – ungeeignet oder normal – abweichend. Beraterinnen und Beraterter tun deshalb gut daran, von vorn herein Klientinnen und Klienten deutlich zu machen, dass Diagnosen nur nach Auftrag und in einer lösungsförderlichen Form angeboten werden (Fittkau, 2003a, S. 55). Bamberger (2010, S. 33) ist der Ansicht, dass das was für Klientinnen und Klienten gilt auch in gleicher Weise auf die Beraterinnen und Berater zutrifft. Konzentrieren sich diese voll und ganz auf alle Lebensprobleme der Klientinnen und Klienten und dabei auch noch empathisch den korrespondierenden Gefühlen der Ohnmacht, der Verzweiflung und der Depressivität nachgehen, laufen sie Gefahr, selbst von diesen Gefühlen eingefangen zu werden. Spüren Klientinnen und Klienten solche Veränderungen bei Beraterinnen und Beratern, sind diese nun endgültig davon überzeugt, dass ihre Lage hoffnungslos ist. Auf diese Weise ist ein wechselseitig induzierter Status der Problemhypnose realisiert.

Auch für den Beratungsprozess ist es einfacher, eine Lösung für ein normales Problem zu finden als für eine Pathologie, deren psychodynamische Wurzeln bis in die frühe Kindheit reichen. Eine normale, weil zum Leben gehörende Schwierigkeit, können Klientinnen und Klienten mit etwas Hilfe selbst bewältigen. Bei einer Auseinandersetzung mit tiefendynamischen Konflikten auf einsichts-fördernde Deutungen sind darauf spezialisierte Expertinnen und Experten notwendig. Mit dem lösungsorientierten Problemverständnis ist es möglich, Klientinnen und Klienten einzuladen, die Herausforderungen von Zukunft anzunehmen, sich vom gegenwärtigen Status zu lösen und nach vorne zu blicken (Bamberger, 2010, S. 42).

Koch-Straube (2008, S. 109) schreibt, dass auch für eine Beratung in der Pflege das Fundament nicht in der Tiefenpsychologie gelegt werden kann, da diese auf Persönlichkeitsstörungen zielt, denen mit den Möglichkeiten einer Beratung nicht begegnet werden kann, sondern eine dezidiert therapeutische Ausbildung erfor-dern.

Obwohl Lösungsorientierung im Rahmen der Pflegeberatung anders akzentuiert ist als in therapeutischen Beratungskontexten, in denen sie entstanden ist, ist sie durch eine beraterische Grundhaltung geprägt, welche auch bei der Beratung in der Gesundheits- und Krankenpflege von wesentlichem Nutzen sein kann. Die lösungsorientierte Beratung ist deutlich handlungsorientiert und visiert keine langwierigen Beratungsprozesse an (Engel et al., 2012, S. 39). Hinzu kommt, dass die lösungsorientierte Beratung für die Klientinnen und Klienten lösungsproduktiv, für Beraterinnen und Berater weniger ausbrennend und für beide resilienzstärkend ist (Lang, 2010, S. XVI). Ebert (2009, S. 76) ist der Ansicht, dass der lösungs-orientierte Ansatz in der Trauerberatung in einigen Fällen, in denen eine Unterstützung bei der Anpassung an den Verlust benötigt wird, geeignet ist. Mit dieser Methode können bestimmte Bewältigungsstrategien, welche problematisch sind, abgebaut werden. Die Lösungsorientierung lässt den Hinterbliebenen Ressourcen erkennen und diese zur Problemlösung einsetzen. Genannte Ein-satzmöglichkeiten sind z. B. wenn eine Motivations- und Antriebsschwäche vor-liegt oder auch wenn Schwierigkeiten mit Geld bestehen (Ebert, 2009, S. 73). Pirschel (2010, S. 3) sieht im Umgang mit Suchtkranken einige Aspekte des lö-sungsorientierten Ansatzes als hilfreich an. Dazu zählt er die Betonung einer würdigen zugewandten Haltung, den Blick auf die Fähigkeiten, Wünsche und Interessen der Klientinnen und Klienten, die (aktuelle) Kontextualisierung von Problemen und Lösungsprozessen und die Aufmerksamkeit für Veränderungen. Laut Engel et al. (2012, S. 42) stellt das lösungsorientierte Beratungskonzept ein transparent strukturiertes und praktisches Rahmenmodell dar, das offen und flexibel genug ist, um Elemente anderer Beratungskonzepte in sich integrieren zu können wie etwa von ressourcen-, lebensweltorientierten oder systemischen Beratungskonzepten. Allerdings steht und fällt die Qualität dieses Konzepts mit der Art seiner Umsetzung. Wenn lösungsorientierte Beratung im Übermaß mit schnellen Lösungen spielt, Lebenskontexte ausblendet und triviale Lebens-weisheiten im Sprachduktus von Motivationstrainings anbietet, läuft sie Gefahr, zu einem Hilfsangebot zu werden, welches nicht eine nachhaltige Bewältigung von Problemen fördert.

Mit ihrer Orientierung auf Veränderungen, mit dem Aufbrechen von Problem-räumen als strukturierte Begleitung in pragmatischen Lösungsprozessen, gerahmt von Konzepten wie Lebenswelt-, Netzwerk- und Ressourcenorientierung kann die lösungsorientierte Beratung als eine große Bereicherung gesehen werden (Engel et al., 2012, S. 42).

8.2 Studienergebnisse zum Thema

In einer Studie ging Pölz (2010, S. 1) der Frage nach, ob therapeutische Frage-techniken über das Medium Internet ohne menschlichen Kontakt ihre Wirkung entfalten kann. Die genaue Fragestellung der Untersuchung war, ob lösungsorien-tierte systemische Fragen in einer automatisierten Online-Selbsthilfe wirksamer als allgemeine problemorientierte Fragen sind. Für die Kontrollgruppe wurden allgemeine, forschende, problemorientierte Fragen gewählt um eine klare Abgren-zung zu den lösungsorientierten systemischen Fragen der Versuchsgruppe zu treffen (Pölz, 2009, S. 56).

Per Zufallsgenerator wurden die Teilnehmerinnen und Teilnehmer einer der bei-den Gruppen zugeordnet und erhielten zehn Fragen zu ihren Problemen, die sie bearbeiten sollten (Pölz, 2009, S. 66).

Die Teilnehmerinnen und Teilnehmer wurden bei dieser Studie gebeten, ein eige-nes Problem zu wählen, das sie momentan belastet (Pölz, 2009, S. 62).

Die zu beantwortenden Fragen bezogen sich auf folgende Punkte: eine Abnahme bzw. Differenz der Belastung, auf die Klärungsperspektive, auf das Zurechtkom-men mit sich selbst, auf ein Erleben von Veränderung und Sicherheit, Zuversicht, Beruhigung, körperlicher Entspannung versus Erschöpfung sowie die Belastung vor und nach der Online-Selbsthilfe (Pölz, 2009, S. 68).

Es zeigte sich bei den Ergebnissen eine signifikant stärkere Wirksamkeit der lösungsorientierten systemischen Fragetechniken (Pölz, 2009, S. 4).

In einer Metaanalyse untersuchten Gingerich und Eisengart (2000, S. 477) fünfzehn empirische Studien zur Wirksamkeit der Solution Focused Brief Therapie. Bei fünf Studien, die als gut kontrolliert bewertet wurden, zeigten vier auf, dass Solution Focused Brief Therapie besser als keine Behandlung bzw. als eine üblich einge-setzte Behandlung war. Die fünfte Studie zeigte auf, dass die Solution Focused Brief Therapie die gleiche Wirkung wie die interpersonale Psychotherapie bei Depressionen hat. Die Befunde von den übrigen zehn Studien, die als weniger gut kontrolliert beurteilt wurden bzw. methodische Mängel aufwiesen, stimmten mit einer Hypothese einer Solution Focused Brief Therapie – Wirksamkeit überein. Daraus wurde geschlossen, dass die bewerteten fünfzehn Studien eine vorläufige Unterstützung für die Wirksamkeit von Solution Focused Brief Therapie darstellen. Allerdings wurde in der Studie auch angemerkt, dass dies keinen definitiven Schluss erlaubt und empfohlen wird, zukünftig weiter auf diesem Gebiet zu for-schen, um mehr überzeugende Beweise der Solution Focused Brief Therapie – Wirksamkeit zu liefern.

Boinay, Hahn und Sommerhalder (2009, S. 123) definierten anhand einer Studie Kriterien für eine wirksame Patientinnen-, Patienten- und Angehörigenedukation bei chronischen Krankheiten und deren Beeinträchtigungen im Alltag. Anhand einer Literaturanalyse wurden sechsundzwanzig Studien eingeschlossen. An-schließend wurden fünfzehn Expertinnen und Experten für Patientinnen-, Patien-ten- und Angehörigenedukation mittels einer Delphi – Befragung um ihre Expertise gebeten. Zusätzlich wurden elf Personen, die an einer chronischen Erkrankung litten, bezüglich ihren Erfahrungen betreffend Patientinnen-, Patienten- und Ange-hörigenedukation befragt.

Bezüglich edukativer Ansätze waren sich die Expertinnen und Experten einig, das sich Patientinnen-, Patienten- und Angehörigenedukation, die sich an motivieren-den und bestärkenden Ansätzen orientieren, wirksam sind. In den Interviews wurde von Patientinnen und Patienten berichtet, dass sie sich in Situationen, in welchen dieser Aspekt gefehlt hatte, zu wenig unterstützt fühlten (Boinay et al., 2009, S. 125).

Im Weiteren erweist sich Patientinnen-, Patienten und Angehörigenedukation dann als wirksam, wenn diese Selbstmanagementstrategien (inklusive Selbstbeobachtung) und -fähigkeiten, sowie Interventionen, die die psychosozialen Aspekte berücksichtigen, fördern (Boinay et al., 2009, S. 126). Die Resultate dieser Studie zeigen ebenfalls auf, das Pflegepersonen, welche in der Patientinnen-, Patienten- und Angehörigenedukation tätig sind über hohe fachliche Kompetenzen verfügen sollten, um ein wertschätzendes und partnerschaftliches Klima zu schaffen. Aus Sicht der Patientinnen und Patienten ist sie im Weiteren dann wirksam, wenn sie hilft, ein Verständnis für die eigene Krankheit zu entwickeln, Sicherheit im Symptom- und Therapiemanagement erreicht wird, bei der Umstellung der Lebensgewohnheiten Unterstützung anbietet, das Lernen von Bewältigungsstrategien ermöglicht, Erfahrungsaustausch mit anderen Teilnehmenden fördert und das Krankheitserlebnis der Patientinnen und Patienten ernst genommen wird (Boinay et al., 2009, S. 128).

9 Überprüfung der Fragestellung und Fazit

Im Rahmen der Literaturrecherche wurden bedeutende Expertinnen- und Expertenmeinungen und einige Studien zum Thema gefunden. Die Ergebnisse werden nun im ersten Schritt zusammengefasst dargestellt. Anschließend werden die Forschungsfragen beantwortet.

Die Studien zeigen auf, dass lösungsorientierte systemische Fragen eine bessere Wirksamkeit als problemorientierte Fragen aufweisen und dass die Solution Focused Brief Therapie durchwegs positive Auswirkungen auf die Problemlösekompetenz von Klientinnen und Klienten hat. Ebenfalls konnte festgestellt werden, dass motivierende und bestärkende Ansätze sowie ein wertschätzendes Verhalten gegenüber Klientinnen und Klienten, welches in der lösungsorientierten Beratung besonders hervorgehoben wird, als wirksam angesehen wird. Daraus lässt sich schließen, dass die lösungsorientierte Beratung durchwegs positive Auswirkungen auf die Problemlösekompetenzen von Klientinnen und Klienten hat. Auch die Expertinnen und Experten äußern mehrheitlich, dass sich die Anwendung der lösungsorientierten Beratung positiv auf die Ressourcenaktivierung auswirkt. Hingegen wird die Problemanalyse häufig als negativ bewertet, weil diese den Blickwinkel der Klientinnen und Klienten zu sehr auf das Problem richtet und nicht auf Lösungen und sie dadurch bei einer Problembewältigung behindert. Andererseits wird es aber auch kritisiert, nicht über die Probleme der Klientinnen und Klienten zu sprechen, da auch darin wichtige Ressourcen zur Problembewältigung gesehen werden. Auch wird angeführt, dass eine lösungsorientierte Beratung bei realen Problemen, welche nicht auf Wahrnehmungskonstrukten basieren, auf ihre Grenzen stößt und somit nicht bei allen Problemen Anwendung finden kann. Bezüglich der Eignung der lösungsorientierten Beratung in der Gesundheits- und Krankenpflege zeigen die Ergebnisse der Studie von Boinay et al. (2009) auf, dass wichtige Aspekte, welche auch in der lösungsorientierten Beratung zu finden sind, als wirksam für Patientinnen- Patienten- und Angehörigenedukation in der Gesundheits- und Krankenpflege angesehen werden.

Expertinnen und Experten sehen den lösungsorientierten Beratungsansatz als nützlich und als eine Bereicherung für die Beratung in der Gesundheits- und Krankenpflege an. Im Speziellen werden auch in der Trauer- und Hinterbliebenenberatung, sowie bei der Unterstützung von Suchtkranken nützliche Aspekte im lösungsorientierten Ansatz gesehen.

Die erste Forschungsfrage *Welche positiven bzw. negativen Auswirkungen auf die Problemlösekompetenzen der Klientinnen und Klienten hat der lösungsorientierte Beratungsansatz im Vergleich zu problemorientierten Beratungsansätzen?* kann an dieser Stelle nur teilweise beantwortet werden.

Anhand der Literaturrecherche wurden abgesehen von der Studie von Pölz und der Analyse von Eisengart und Gingerich keine weiteren Studien von der Verfasserin gefunden, bei der die lösungsorientierte Beratung anderen Beratungsansätzen gegenübergestellt wurde. Dies erscheint der Verfasserin als unzureichend, um diese Frage eindeutig zu beantworten.

Die zweite Forschungsfrage, *Ist der lösungsorientierte Beratungsansatz für die Beratung in der Gesundheits- und Krankenpflege geeignet?* kann nach Ansicht der Verfasserin auch nicht eindeutig bewiesen werden, da auch dafür die Studienlage nicht ausreichend ist. Allerdings kann aufgrund der positiven Meinungen der Expertinnen und Experten zu diesem Ansatz durchaus eine Empfehlung ausgesprochen werden.

Die Verfasserin erzielte mit dem lösungsorientierten Beratungsansatz durchwegs positive Ergebnisse bei ihren Beratungen. Aufgrund dieser Erfahrungen erachtet sie diesen Ansatz als geeignet für die Beratung in der Gesundheits- und Krankenpflege.

Generell ist allerdings anzumerken, dass im Bereich *Beratung in der Gesundheits- und Krankenpflege* in Zukunft dringender Forschungsbedarf besteht.

10 Literaturverzeichnis

Abt-Zegelin, A. (2010). Einleitung zur deutschen Ausgabe. In F. London, *Informieren, Schulen, Beraten Praxishandbuch zur pflegebezogenen Patientenedukation* (S. 21-24). Bern: Hans Huber, Hofgrefe AG.

Ansen, H. (2012). Der Beratungsprozess. In D. Schaeffer, & S. Schmidt-Kaehler, *Lehrbuch Patientenberatung* (S. 145-155). Bern: Hans Huber, Hofgrefe AG.

Bamberger, G. G. (2010). *Lösungsorientierte Beratung.* Weinheim, Basel: ©Beltz .

Bartholomeyczik, S., Linhart, M., Mayer, H., & Mayer, H. (2008). *Lexikon der Pflegeforschung.* München, Wien: Elsevier GmbH; Fakultas Verlags- und Buchhandels AG.

Behrens, J., & Langer, G. (2010). *Evidence-based Nursing and Caring. Methoden und Ethik der Pflegepraxis und Versorgungsforschung.* Bern: Hans Huber, Hofgrefe AG.

Boinay, F., Hahn, S., & Sommerhalder, K. (2009). Patienten- und Angehörigenedukationsprogramme: eine zentrale Aufgabe der Pflege. In C. Abderhalden, S. Hahn, I. Needham, S. Schoppmann, M. Schulz, & H. Stefan, *Leadership in der psychiatrischen Pflege. Eine Herausforderung für Praxis-Management-Ausbildung-Forschung-Politik* (S. 122-129). Unterostendorf: IBICURA.

Dewe, B., & Schaeffer, D. (2012). Zur Interventionslogik von Beratung in Differenz zu Information, Aufklärung und Therapie. In D. Schaeffer, & S. Schmidt-Kaehler, *Lehrbuch Patientenberatung* (S. 59-86). Bern: Hans Huber, Hofgrefe AG.

Dolan, Y., & de Shazer, S. (2011). *Mehr als ein Wunder. Lösungsfokussierte Therapie heute.* Heidelberg: Carl-Auer-Systeme Verlag.

Doll, A., & Hummel-Gaatz, S. (2007). Unterstützung, Beratung und Anleitung in gesundheits- und pflegerelevanten Fragen fachkundig gewährleisten. In A. Warmbrunn, *Werkstattbücher zu Pflege heute* (S. 1-118). München: Elsevier GmbH.

Duden. (2011). *Das Fremdwörterbuch.* Augsburg: Weltbild GmbH.

Ebert, T. (2009). *Trauer-/Hinterbliebenenberatung. Aufgaben, Funktionen, Grundsätze, Methoden.* Abgerufen am 28. Dezember 2012 von www.veid.de/.../Diplomarbeit_Trauerberatung_ThereseEbert_01.pdf

Eisengart, S., & Gingerich, W. J. (2000). *Solution-Focused Brief Therapy: A Review of the Outcome Research.* Abgerufen am 29. Dezember 2012 von onlinelibrary.wiley.com/doi/10.1111/j.../pdf

Engel, F., Nestmann, F., & Sickendiek, U. (2012). Theoretische Konzepte der Beratung. In D. Schaeffer, & S. Schmidt-Kaehler, *Lehrbuch Patientenberatung* (S. 25-58). Bern: Hans Huber, Hofgrefe AG.

Fittkau, B. (2003a). Zum Stellenwert von Diagnostik in der Pädagogischen Beratung. In C. Krause, B. Fittkau, R. Fuhr, & H.-U. Thiel, *Pädagogische Beratung* (S. 51-72). Paderborn: Ferdinand Schöningh.

Fittkau, B. (2003b). Ressourcenaktivierende Kurzzeit-Beratung. In C. Krause, B. Fittkau, R. Fuhr, & H.-U. Thiel, *Pädagogische Beratung* (S. 143-150). Paderborn: Ferdinand Schöningh.

Fuhr, R. (2003a). Beratungsansätze unter vier Perspektiven der Wirklichkeit - ein Orientierungskonzept. In C. Krause, B. Fittkau, R. Fuhr, & H.-U. Thiel, *Pädagogische Beratung* (S. 87-103). Paderborn: Ferdinand Schöningh.

Fuhr, R. (2003b). Humanistisch-psychologische Beratungsansätze. In C. Krause, B. Fittkau, R. Fuhr, & H.-U. Thiel, *Pädagogische Beratung* (S. 104-118). Paderborn: Ferdinand Schöningh.

Knelange, C., & Schieron, M. (2000). *Beratung in der Pflege - als Aufgabe erkannt und professionell ausgeübt?* Abgerufen am 27. September 2012 von www.dg-pflegewissenschaft.de/pdf/PfleGe0100knelange_schieron -

Koch-Straube, U. (2008). *Beratung in der Pflege.* Bern: Hans Huber, Hofgrefe AG.

Krause, C. (2003). Pädagogische Beratung: Was ist, was soll, was kann Beratung? In C. Krause, B. Fittkau, R. Fuhr, & H.-U. Thiel, *Pädagoische Beratung* (S. 15-31). Paderborn: Ferdinand Schönigh.

Lang, A. M. (2010). Geleitwort zur 4. Auflage. In G. G. Bamberger, *Lösungsorientierte Beratung, 4. Auflage* (S. XV-XVI). Weinheim, Basel: Beltz .

Leahey, M., & Wright, L. M. (2009). *Familienzentrierte Pflege. Assessment und familienbezogene Interventionen.* Bern: Hans Huber, Hofgrefe AG.

London, F. (2010). *Informiern, Schulen, Beraten; Praxishandbuch zur pflegebezogenen Patientenausgabe; 3. Auflage.* Bern: Hans Huber, Hofgrefe AG.

Pirschel, F.-O. (2010). *Lösungsorientierte Suchttherapie - Ein supervisorisch-kritischer Blick in Polyloge (peer reviewed), Ausgabe 23/2010.* Abgerufen am 28. Dezember 2012 von www.fpi-publikation.de/.../23-2010-pirschel-f-o-loesungsorientierte-...

Pölz, T. (2009). *Studie zur Wirksamkeit lösungsorientierter systemischer Fragetechniken in der Online-Selbsthilfe.* Abgerufen am 28. Dezember 2012 von T Pölz, AB Wien - Verfügbar unter: http://www. auditem. com/Studie. ..., 2009 - auditem.com

Pölz, T. (2010). *Artikel PDF - E-Beratungsjournal.* Abgerufen am 10. Oktober 2012 von www.e-beratungsjournal.net/ausgabe_0110/poelz.pdf -

Schaeffer, D. (April 2008). Der erste Schritt zur Besserung. *PADUA, 2* , S. 6-12.

Schlippe, A. v., & Schweitzer, J. (2012). *Lehrbuch der systemischen Therapie und Beratung I. Das Grundlagenwissen.* Göttingen/Bristol, CT, USA: Vandenhoeck & Ruprecht GmbH & Co/Vandenhoeck & Ruprecht LLC.

Schmidt, G. (2004). *Liebesaffären zwischen Problem und Lösung. Hypnosystemisches Arbeiten in schwierigen Kontexten.* Heidelberg: Carl-Auer-Systeme.

Thiel, H.-U. (2003a). Phasen des Beratungsprozesses. In C. Krause, B. Fittkau, R. Fuhr, & H.-U. Thiel, *Pädagogische Beratung* (S. 73-84). Paderborn: Ferdinand Schöningh.

Thiel, H.-U. (2003b). Lösungsorientierte und neurolinguistische Beratungsansätze. In C. Krause, B. Fittkau, R. Fuhr, & H.-U. Thiel, *Pädagogische Beratung* (S. 135-150). Paderborn: Ferdinand Schöningh.

Zegelin, A. (2012). Informieren, Schulen und Beraten als Präventionsstrategie. In J. Kottner, & G. Schröder, *Dekebitus und Dekubitusprophylaxe* (S. 185-196). Bern: Hans Huber, Hofgrefe AG.